AF297887

André CLARET

Qui a découvert les ganglions prélaryngés ?

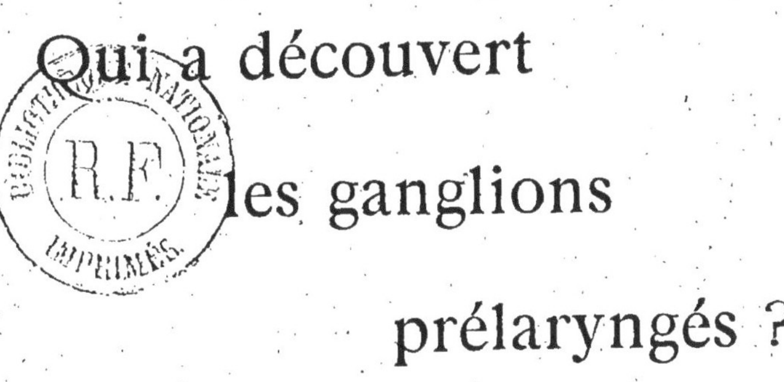

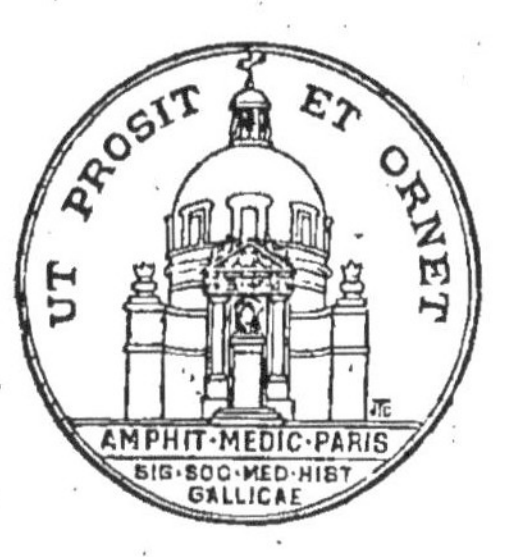

EXTRAIT DU BULLETIN

DE LA

Société française d'Histoire de la Médecine

(1903)

Qui a découvert les ganglions prélaryngés[1]?

PAR

M. André Claret.

Il est toujours intéressant d'étudier les œuvres par lesquelles ceux qui nous ont précédés dans l'étude des sciences médicales nous ont transmis les résultats obtenus par leur labeur. On s'apercevra souvent que, bien longtemps avant notre siècle, certains eurent déjà quelques clartés de sujets que les travaux modernes n'ont fait que reprendre et approfondir par la suite. N'est-il pas piquant de constater avec quelque esprit philosophique que le « rien de nouveau sous le soleil » de l'antique scepticisme recèle quelque vérité sous sa forme trop absolue?

Cette constatation mérite d'être faite, nous semble-t-il, au sujet des ganglions lymphatiques qui, suivant une statistique récente, se rencontrent une fois sur deux, en avant du larynx de l'homme, au niveau de la membrane crico-thyroïdienne. Si Engel de Vienne en a le premier donné une description précise, si le professeur Poirier et le Dr Roubaud ont eu le mérite d'injecter et de faire connaître leurs vaisseaux afférents et efférents, c'est, croyons-nous, au professeur André Laurent de Montpellier, médecin du roi Henri IV, que

---

(1) Extrait du *Bulletin de la Société française d'Histoire de la Médecine* (1903).

1

revient l'honneur d'avoir, le premier, vu et dessiné des ganglions prélaryngés.

Nous trouvons, en effet, parmi les belles gravures de son « Historia anatomica », à la page 175, une figure montrant en avant du larynx, immédiatement à gauche et à droite de la ligne médiane et reposant directement sur la membrane crico-thyroïdienne, deux petits organes, de forme ovoïde, à grand axe horizontal, et dont la taille, d'après les dimensions respectivement attribuées par le dessinateur à ces deux organes et au cartilage thyroïde (1), devait être, à peu de chose près, celle d'une petite noisette. La légende, les dénommant « glandulæ laryngis », et le texte de l'ouvrage, n'apportent pas malheureusement d'explications complémentaires à ce dessin. L'auteur leur attribue, hypothétiquement, la sécrétion d'une « salive » (sic), lubrifiant le larynx.

On pourrait soutenir, étant donné le manque de texte explicatif, que ce dessin représente non des ganglions lymphatiques, mais le corps thyroïde, des thyroïdes accessoires ou encore des kystes. Nous espérons pouvoir, serrant de près la question par le raisonnement, démontrer que ces trois opinions ne peuvent être soutenues.

Ces organes ne peuvent être considérés comme étant les lobes du corps thyroïde, car ils siègent presque sur la ligne médiane, au niveau de la membrane crico-thyroïdienne, siège différent de celui de cette glande, car ils sont du volume d'une noisette, considérablement inférieur à celui des lobes de cette glande; ils ne sont pas réunis par un isthme; enfin, le grand axe des lobes de la thyroïde est presque vertical, par conséquent perpendiculaire au leur.

---

(1) Longueur moitié de la haut. du cartilage 30 mm : 2 = 15 mm. Hauteur 1/3 de la hauteur du cartilage 30 mm : 3 = 10 mm.

3

Ce ne sont pas non plus des thyroïdes accessoires, qui, dérivées d'une pyramide de Lalouette verticale, interrompue en divers points dans sa continuité, seraient superposées et non placées au même niveau de part et d'autre de la ligne médiane.

Ce ne sont pas enfin des kystes, car, outre que nous n'avons pu rencontrer d'observations de kystes siégeant au niveau de la membrane crico-thyroïdienne, s'il est possible de croire que avant les travaux de Harvey, de Pecquet et de leurs successeurs, l'auteur de ce traité n'ait pu distinguer une glande sécrétoire d'un ganglion lymphatique, macroscopiquement peu dissemblable, il nous semble difficile d'admettre qu'il ait pu confondre un de ces organes avec un kyste séreux ou dermoïde de structure si différente.

Un autre argument nous paraît encore démontrer que l'ouvrage de Laurent représente bien des ganglions prélaryngés, c'est que le dessin en question montre un larynx dépouillé de parties molles, à l'exception de ces deux organes, chose facile à expliquer par ce fait que les ganglions prélaryngés adhèrent à la membrane crico-thyroïdienne par leur pédicule lymphatique, comme l'ont démontré les travaux récents.